Depressionen

**Erkennen, Verstehen, Betreuen
in Stichworten**

Prof. Dr. med. Volker Faust

Arcis Verlag

Alle Rechte, insbesondere das Recht der Vervielfältigung und
Verbreitung sowie der Übersetzung, vorbehalten. Kein Teil des
Werkes darf in irgendeiner Form (durch Fotokopie, Mikrofilm
oder ein anderes Verfahren) ohne schriftliche Genehmigung des
Verlages reproduziert oder unter Verwendung elektronischer
Systeme verarbeitet, vervielfältigt oder verbreitet werden.

Die Deutsche Bibliothek – CIP-Einheitsaufnahme

Faust, Volker:
Depressionen: Erkennen, Verstehen, Betreuen in Stichworten /
Volker Faust – München : Arcis -Verl., 1995
ISBN 3-89075-091-5

Arcis Verlag GmbH, München 1995

Titelbild: Günter Benedde
Gestaltung: Erasmi & Stein, München
Printed in Germany:
Ziele Druck GmbH, Dornach

Gedruckt auf chlorfrei gebleichtem Papier.
ISBN 3-89075-091-5

Inhalt

- **5** Gemütsstörungen
- **6** Verstimmungszustände sind keine Depressionen
- **7** Die Trauerreaktion
- **8** Was ist eine Depression?
- **10** Seelische Störungen im Rahmen eines depressiven Leidensbildes
- **19** Körperliche Störungen im Rahmen eines depressiven Leidensbildes
- **25** Zwischenmenschliche, familiäre, berufliche und andere Folgen im Rahmen eines depressiven Leidensbildes
- **27** Fragen, die eine Depression erkennen helfen können
- **38** Ausblick
- **39** Weiterführende Literatur

Gemütsstörungen

Depressionen sind in aller Munde. Auch in Zeitung, Fernsehen und Rundfunk werden sie immer öfter besprochen. Viele Menschen kennen einen Depressiven. Oder sie wissen aus eigener, bitterer Erfahrung um dieses zermürbende Krankheitsbild. Depressionen nehmen zu. Sie gelten als die am meisten gefürchteten seelischen Störungen.
Doch Depression ist nicht gleich Depression. Hier muß man sehr genau unterscheiden. Zu oft wird schon jede Alltagsverstimmung als Depression bezeichnet. Das ist nicht nur eine Übertreibung, es kann auch verhängnisvoll werden. Denn wenn man jede Gemütsbewegung mit einer Depression gleichsetzt, wird man im Laufe der Zeit diejenigen nicht mehr erkennen können, die wirklich unter einer quälenden Schwermut zu leiden haben. Das vor allem deshalb, weil sich Depressionen immer häufiger hinter einer Maske nicht-seelischer, d.h. körperlicher oder zwischenmenschlicher Belastungen verbergen. Deshalb ist es wichtig, die verschiedenen Beeinträchtigungen des Gemütslebens auseinanderzuhalten. Dem dient vorliegende Information in Kurzform. Was muß man wissen?

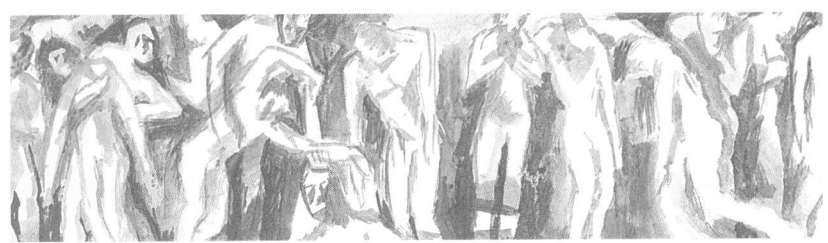

Verstimmungszustände sind keine Depressionen

Stimmungsschwankungen sind allgemeine Möglichkeiten menschlichen Erlebens. Sie charakterisieren das Auf und Ab im Alltag. Manchmal gehen sie auf konkrete Beeinträchtigungen und ihre seelischen und psychosozialen Folgen zurück (z.b. Monatsblutung, Wettereinfluß, zwischenmenschliche, insbesondere berufliche Belastungen). Manchmal weiß man nicht, woher sie kommen. Auf jeden Fall sind Verstimmungszustände keine Krankheit, sondern gehören zu den normalen Gemütsschwankungen eines Menschenlebens.

Dabei sind wir auch ein wenig ungerecht: Die Hochs werden nämlich gerne akzeptiert, ohne lange nachzufragen. Die Tiefs hingegen gelten als lästig und sollen schon im Ansatz unterdrückt werden. Offenbar haben wir verlernt, mit den natürlichen Belastungen unseres Lebens in eigener Verantwortung und Initiative fertigzuwerden – und auch die negativen Seiten tragen zu lernen. Nur wer den Kummer kennt, weiß auch die Freude zu schätzen. Und wenn wir selbstkritisch zurückblicken, müssen wir gar nicht so selten zugeben: Selbst Traurigkeit, Angst und Resignation haben ihren Sinn, ihren Stellenwert im Leben. Sie regen uns zu Nachdenklichkeit, Offenheit, Demut und Toleranz an und prägen damit unsere Persönlichkeit. Das wird gerne verdrängt. Dafür neigen wir immer häufiger dazu, unangenehme Gefühle so früh wie möglich zu unterdrücken, nicht zuletzt durch entsprechende Medikamente (z.B. Beruhigungsmittel), und angenehme ständig künstlich auszulösen (Genußmittel, konsumorientierter Lebensstil).

Das kann zum Teufelskreis werden. Hier wäre es günstiger, die alltäglichen Gemütsschwankungen akzeptieren zu lernen und vermehrt zu natürlichen Maßnahmen zu greifen, um sie besser zu steuern: Dazu zählt die Aussprache unter Freunden, ja sogar das Gespräch mit sich selber, wenn man niemand hat (eine Selbstbehandlungsmaßnahme, die bis in die Antike zurückreicht). Ferner tägliche (!) körperliche Aktivität, Bürstenmassagen, Wechselduschen, Sauna, Kneippsche Anwendungen, natürliche Kost. Keine Genußgifte. Auch autogenes Training oder andere Entspannungsverfahren lernen, und zwar bevor man sie braucht, um sie in Krisensituationen verfügbar zu haben.

Leider lächeln die meisten über solche Vorschläge. Das sind oft dieselben, die sich durch Genußgifte, verschleißende Lebensführung oder gar Arzneimittelmißbrauch in Gefahr bringen – und dann vom Arzt eine möglichst rasche Genesung erwarten. Doch bei den Stimmungsschwankungen ist nicht der Arzt gefordert, sondern jeder selber. Natürliche Reaktionen müssen natürlich angegangen werden; auch wenn das inzwischen verlernt wurde, weil wir meinen, »alles im Griff zu haben«, selbst Gesundheit und Leistungsfähigkeit.

Die richtige Einstellung beginnt mit der Erkenntnis: Verstimmungszustände sind keine Depressionen.

Die Trauerreaktion

Auch *Trauer* ist keine Depression. Es ist eine normale Reaktion auf einen schwerwiegenden Verlust oder Schicksalsschlag. Man kann (und darf) auch trauern über Dinge, deren persönlichen Wert man nur selber abschätzen kann. Auch wenn er nach außen hin unbedeutend erscheint. In unserer Zeit ist aber die Trauer 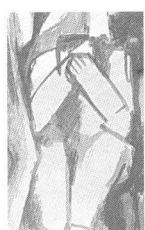 wenig gefragt. Sie paßt nicht in unseren Lebensstil. Sie belastet nur und soll deshalb möglichst bald überwunden werden. Dabei bedarf die Trauer einer regelrechten »Trauerarbeit«. Und sie soll, ja sie muß ihren eigenen Zeitrahmen haben. Trauer ist sogar in verschiedene Phasen einteilbar, die mit fast charakteristischen Reaktionen ablaufen. Einzelheiten würden hier zu weit führen, doch sollen wenigstens in Stichworten die wichtigsten Betreuungshinweise geschildert werden:

Niemals versuchen, dem Trauernden die Trauer zu nehmen. Nie mit eigenen Maßstäben messen wollen. Trauernde werden von ihrer Umgebung nach einer Zeit der Schonung schließlich als Belastung empfunden. Sie müssen aber ihre Gefühle zeigen dürfen. Falsche Ratschläge, nutzlose Appelle und leere Redensarten vermeiden. Sie sind keine Hilfe und erschweren nur die Trauerarbeit. Nicht oberflächlich trösten oder den Verlust herunterspielen. Eher still-verständnisvoll mitleiden. Geduld auf lange Sicht. Anteilnahme zeitlich strecken: weniger zu Beginn (wo alle kommen), mehr im Laufe der Zeit (wo die meisten wieder wegbleiben). Vorsicht an Wochenenden, Feiertagen und Jahrestagen: Einsamkeit, Rückblick, Erinnerung.

Kleine Aufmerksamkeiten signalisieren Verbundenheit in der Not: Postkarte, Anruf, kurzer Besuch. Hilfreich sind entsprechende Bücher oder der Kontakt mit Menschen, die ihren Trauerprozeß erfolgreich abschließen konnten. Vorsicht mit medikamentöser Unterstützung, besonders bei unkritischer Gabe von Beruhigungsmitteln. Sie mögen zwar gefühlsmäßig distanzieren, stören aber den Trauerprozeß und können ihn dadurch verlängern.
Viele gutwillige Menschen meiden Trauernde, »weil sie nicht wissen, was sie sagen sollen«. Sie brauchen aber keine guten Tröster sein. Anwesenheit und stumme Zuwendung bedeuten mehr als Worte. Sie sind heilsamer als ständiges (weil hilfloses) Reden.

Was ist eine Depression?

Eine *Depression* ist ein Gemütsleiden mit unterschiedlichen Ursachen: reaktiv auf einen Schicksalsschlag, endogen auf biologischer Grundlage, ausgelöst durch ein körperliches Leiden usw. Eine Depression äußert sich in seelischen, geistigen und körperlichen Störungen und hat entsprechende partnerschaftliche, familiäre, berufliche und andere Folgen.

Leider ist das Beschwerdebild meist uncharakteristisch oder sogar täuschend. Das verhindert das rechtzeitige Erkennen und verlängert den Leidensweg. Doch das ist unnötig. Wer sich einmal die Mühe gemacht hat (z.B. mit vorliegender Broschüre), wird im entsprechenden Fall auch zu der entscheidenden Erkenntnis kommen können: Hier dürfte eine Depression vorliegen. Keine reine Überforderung oder Streßreaktion, nicht »ferienreif« oder wie derlei ausweichende und beschönigende Kommentare und »Laiendiagnosen« lauten. Auch keine Stimmungsschwankungen, keine Trauerreaktion, sondern eine wirkliche, eine krankhafte Depression.

Nachfolgend dafür die wichtigsten Krankheitszeichen auf seelischem, körperlichem und zwischenmenschlichem Gebiet. Im Grunde gilt es nur rechtzeitig daran zu denken und diese Symptomliste zu überprüfen und ggf. zu markieren. Dann ist wenigstens die Verdachtsdiagnose relativ rasch zu sichern. Bei der Diskussion, ob Depression oder nicht, ist es erfahrungsgemäß günstiger, einmal über das Ziel hinauszuschießen, anstatt den Betroffenen quälend lang seinen Beeinträchtigungen auszusetzen (von einer drohenden Selbsttötungsgefahr ganz zu schweigen). Und wenn es sich herausstellt, daß es keine Depression ist – um so besser. Aber das kann man nicht einfach ungeprüft auf sich beruhen lassen, in der bequemen Hoffnung, daß nicht sein kann, was nicht sein darf. Was vermag nun auf eine Depression hinzuweisen? Und was sollte vor allem umgehend den Gang zum Arzt veranlassen?

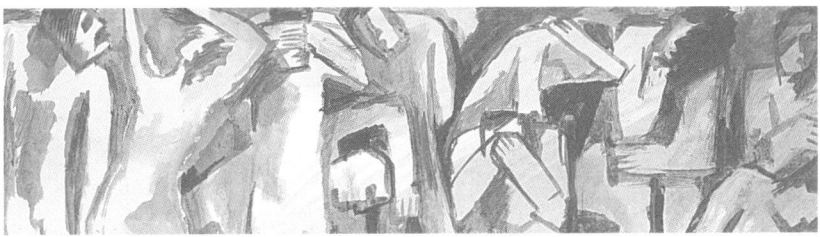

10 Seelische Störungen im Rahmen eines depressiven Leidensbildes

Traurigkeit: verstimmt oder besser »herabgestimmt«, und zwar nicht nur in seelischer, sondern auch in körperlicher Hinsicht (s.u.); resigniert, unglücklich, bedrückt, niedergeschlagen, trostlos, quälend schwermütig usw. Tiefe Seufzer, leises Vor-sich-hin-Weinen bis zu Verzweiflungsausbrüchen und Weinkrämpfen. Aber auch Unfähigkeit zu trauern, vor allem zu weinen (»tränenlose Trauer«, innerlich ausgebrannt, leer). Manchmal liegt auch keine »seelische Schwermut«, sondern eine »leibliche Traurigkeit« vor. Diese wird dann meist im Bereich von Brust, Kopf, aber auch Magen, ja Wirbelsäule und Gelenken empfunden.

Freudlosigkeit: eines der wichtigsten Symptome! Mangelnde Fähigkeit, auf eine freundliche Umgebung oder ein erfreuliches Ereignis gemütsmäßig positiv zu reagieren (»nichts macht mehr Freude, ja bewegt mich überhaupt«). Dazu Genußunfähigkeit, überdrüssig, lustlos, vor allem unfähig, sich unbekümmert zu freuen oder überhaupt etwas zu empfinden.

Interesselosigkeit: Verarmung, Einengung und schließlich Schwund jeglichen Interesses an Aufgaben, Verpflichtungen und Dingen, die früher etwas bedeuteten. Zuletzt völlige »Gleichgültigkeit« auf allen Gebieten (»fad, öd, leer«).

Energielosigkeit: passiv, schwach, kraftlos, leicht und schnell ermüdbar, hochgradig erschöpfbar, und zwar schon nach kleinen Anstrengungen oder Routinearbeiten. Ohne Aktivität, Initiative, Schwung, Antrieb, Spannkraft, Ausdauer, Elan. Schließlich willenlos, matt, welk, ja apathisch. Erschreckender Endzustand: depressiver Stupor = gefühllos, betäubt, erstarrt, wie »versteinert«. Auf jeden Fall Fehlen jeglicher seelischer oder körperlicher Aktivität trotz wachen Bewußtseins: Blick ausdruckslos, Mimik ohne gefühlsmäßige Regung, keine sprachliche Äußerung, keine spontanen Bewegungen, dabei ratlos, bedrückt und ängstlich.

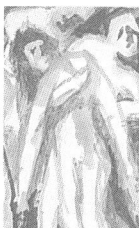

Aufmerksamkeit: vermindert, rasch erschöpfbar, unfähig, sich mit mehreren Zielen gleichzeitig zu beschäftigen (s. auch Entscheidungsunfähigkeit).

Elendigkeitsgefühl: schwierig erklärbares, diffuses, aber zermürbendes Krankheitsgefühl, wie schwere Grippe: »geschwächt«, »hinfällig«, »zerschlagen« usw.

Innere Unruhe: nervös, fahrig, »wie unter Strom«, innerlich vibrierend, gespannt. Unter Umständen leerer Beschäftigungsdrang, zielloses oder rastloses Umhergetriebensein, vieles anfangen, nichts vollenden können. Dabei jammerig, klagsam, anklammernd, »lästig«, die Umgebung »nervend«; ggf. ungehaltene bis kränkende Reaktionen provozierend (und damit eine erhöhte Selbsttötungsgefahr verstärkend).

Mutlosigkeit: verzagt, ratlos, schwernehmend, leicht irritierbar, pessimistisch, negative Sichtweise (»alles durch eine schwarze Brille sehen«). Diese plötzliche pessimistisch-verzagte Einstellung kann manchen eindeutigeren Depressionssymptomen lange vorausgehen. Das kann in leitender oder wegweisender Position erhebliche Konsequenzen nach sich ziehen: Der Patient zeigt sich plötzlich beunruhigt über sein bisheriges (vermeintlich zu forsches, zu risikoreiches) Vorgehen/Auftreten; meint, eigentlich nur Glück gehabt zu haben. Er tritt jetzt – zu aller Überraschung – auf die Bremse und verkleidet dies in primär nachvollziehbaren, plausiblen Gründen – obgleich die Situation es nicht erfordert und dadurch vielleicht sogar Nachteile entstehen. Die Umgebung ist zwar erstaunt, fühlt sich aber nicht berufen oder berechtigt, Einwände zu machen (»wenn der plötzlich jetzt so vorsichtig wird, dann hat es sicher seine Gründe«). Erst später merkt man, daß dies nicht instinktsichere Vorsicht, sondern das Vorfeld einer depressiven Hemmung war. Dazu s. auch die nachfolgenden Symptome.

Hilflosigkeit: Überbewertung aller Probleme. Gefühl der Perspektive- und Hoffnungslosigkeit, vor allem Machtlosigkeit, überhaupt etwas zu ändern. Damit (selbst-)zerstörerische Lebenseinstellung (Selbsttötungsgefahr). Zumindest fatalistische, unbeirrbare Suche nach Negativem, um diese Hilflosigkeit nach außen zu begründen. Dabei im familiären und vor allem Berufsalltag ungewöhnliche, zuletzt unfaßbare Einbußen: zuerst in wichtigen Entscheidungsfragen vor allem unter Zeit- oder sonstigem Druck. Dann in den früher üblichen Streß- und mehrschichtigen Anforderungssituationen. Im Laufe der Zeit sogar bei Routineaufgaben und zuletzt selbst in Entlastungssituationen.

Minderwertigkeitsgefühle: allgemeine Unsicherheit, mangelndes Selbstwertgefühl, negative Selbsteinschätzung bis hin zu Kleinheitsgefühlen. Dabei oft überhöhte Selbstanforderungen mit unkritischer Selbstüberschätzung und damit Gefahr des programmierten Versagens. Unflexible entweder-oder-Mentalität. Selbstunsicherheit kann bis zur Selbstentwertung gehen: »Ich bin ein Versager«, »ich gehöre nicht auf diesen Posten«, »ich mache nur alles falsch, ruiniere noch alles« usw. Dieses Gefühl von Nutzlosigkeit oder gar Schuld wird manchmal vom Arbeitgeber ausgenützt (Aufgabenverteilung, Versetzung, Herabstufung, Vorruhestand usw.) und kann vor allem auch Selbsttötungsphantasien oder entsprechende Vorbereitungen fördern.

Angstzustände: nicht nur das Gefühl, unerwünscht oder im Wege zu sein, nicht geliebt oder akzeptiert bzw. gar verlassen zu werden. Auch konkrete, zwanghafte Befürchtungen um bestimmte Probleme (sog. Phobien) und vor allem unbegründete (motivlose) Ängste; gelegentlich sogar Panikzustände. Bisweilen auch hypochondrische Ängste (s. Hypochondrie), die in keiner Weise nachvollziehbar sind.

Zwänge/Zwangsmechanismen: alles beherrschende Erlebnisse, die sich mit dem Gefühl der Unausweichlichkeit und Machtlosigkeit aufdrängen, obgleich sie als unsinnig oder unangemessen erkannt werden. Beispiele: Zwangsdenken, Zwangsbefürchtungen und Zwangshandlungen.

Empfindlichkeit: sensibel, leicht verletzlich, rasch kränkbar, unzufrieden, vorwurfsvoll. Gefühl, nicht verstanden zu werden, zu wenig Zuwendung, Fürsorge oder Liebe zu bekommen. Dabei stilles Vor-sich-hin-Leiden oder rasch und unvermittelt mit Verzweiflung reagierend. Auf jeden Fall schwer kalkulierbare Reaktionen (»dünnhäutig«, schwer einzuschätzen).

Reizbarkeit: mißmutig, vermehrt irritierbar, »schlecht gelaunt«, mürrisch, sogar mißgünstig, aufbrausend oder gar aggressiv bzw. versteckt oder offen feindselig. Beispiele: Vor allem ältere Depressive oder sog. chronische Depressionen mit langwierigem Verlauf, die jeder Behandlung trotzen. Wichtig: Die meisten Depressiven sind von ihrer Persönlichkeit und Wesensart eher angenehme Menschen: freundlich warmherzig, mitfühlend, zugewandt, dabei pflichtbewußt und gewissenhaft. Es können aber auch »unangenehme Zeitgenossen« eine Depression bekommen. Dann sind Reizbarkeit und Aggression g. f. noch stärker ausgeprägt (obgleich unter der Depression natürlich genauso gelitten wird).

Denkstörungen: verlangsamtes, umständliches, zähflüssiges, mühsames, einfallsarmes Denken, das nur um wenige Themen kreist. Vor allem Ideenarmut, Haftenbleiben, Merk- und Konzentrationsstörungen, Vergeßlichkeit. Gefährlich ist die Klage über »permanente Leere im Kopf«, besonders peinigend und damit selbsttötungsgefährlich für geistig Interessierte. Während des Gesprächs deshalb unproduktiv, einsilbig, manchmal bis zum Eindruck der Geistesschwäche, des geistigen Abbaus, der »Verblödung« führend. Der Fachausdruck dafür lautet: Demenz. Doch handelt es sich bei der Depression um keine echte Demenz, d.h. organisch bedingte Geistesschwäche durch Abbau bestimmter Gehirnstrukturen, sondern um eine sogenannte »depressive Pseudo-Demenz«. Diese sieht aber nur wie eine Geistesschwäche aus und geht im Gegensatz zur echten Demenz nach antidepressiver Therapie wieder zurück, ohne daß eine Einbuße verbleibt.

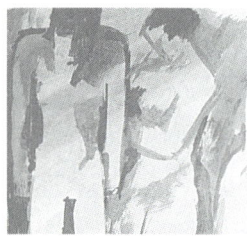

Reaktionsfähigkeit: verlangsamt bis aufgehoben, im Extremzustand depressiver Stupor (s.o.). Beispiele auf geistig-seelischer Ebene: verlangsamte Denkweise, besonders auffällig im Gespräch; körperlich: weniger im Alltag, mehr im Rahmen spezifischer Anforderungen erkennbar, z.B. erschwertes aktives Musizieren, Nachlassen der Reflexe im Sport, verlangsamte Reaktionsfähigkeit mit möglicherweise verlängertem Bremsweg im Verkehr usw. Dazu das Problem der Energielosigkeit, verminderten Aufmerksamkeit, rastlosen Unruhe, raschen Überforderung, Hilflosigkeit sowie die folgenden hinderlichen Merkmale:

Entscheidungsunfähigkeit: unschlüssig, wankelmütig, zwiespältig, entschlußunfähig, Hin- und Hergerissen-Sein, alles bis zum Ende durchdenken wollen oder müssen. Dabei ängstlich abwiegend und damit ziellos, nie zum Ende kommend. Dafür häufig fruchtlose Diskussionsansätze, die zu keiner Entscheidungsfindung beitragen und/oder die Entscheidungs*un*fähigkeit verbergen sollen. Demotivierend bis zermürbend für ahnungslose Angehörige und Mitarbeiter.

Grübelneigung: immer die gleichen Denkinhalte bei erschwertem Gedankenwechsel. (Aber auch Sprunghaftigkeit, nicht am Problem bleiben, nicht zu Ende denken können.) Zuletzt Gedankenkreisen und Grübelsucht, vor allem nach dem quälenden Frühwachen mit »Berg auf der Brust« und Panik vor dem kommenden Tag.

Schuldgefühle: Überbewertung früherer oder aktueller Ereignisse (meist geringfügige bis lächerliche Verfehlungen). Häufig maßlos überzogen, nicht selten grundlos. Dabei schuldhaftes Verarbeiten des krankhaft bedingten Nichtkönnens oder Versagens. Dazu ggf. Versündigungsideen oder Selbstanschuldigungen ohne Grund, die in Partnerschaft/Ehe, Familie, Beruf usw. zu erheblichen Aufregungen führen können. Meist Selbstbezichtigungen eher harmloser Natur, aber auch verhängnisvoll und folgenschwer (»Untreue«), bis hin zur Selbstbezichtigung »krimineller Handlungen« aus früherer Zeit.

Beziehungsstörungen: Rückgang der gemütsmäßigen Schwingungs- und Erlebnisfähigkeit. Damit Verlust zwischenmenschlicher Beziehungen, zumindest aber Gefühlen zu anderen Menschen (»gemütsmäßig leer«). Konkrete Beispiele: Nachlassen von Interesse, Zuneigung, Liebe, Mitleid usw. für Menschen, Tiere oder Dinge, die zur individuellen Wertsphäre des Betreffenden gehören oder ihn zumindest früher interessierten. Dabei ängstliches Registrieren dieser zunehmenden Distanz zur Umwelt, bildhaft ausgedrückt in Begriffen wie »Erkalten«, »seelische Mauer«, »Graben«, »Glaswand«, »wie unter einer Glasglocke« usw. Wachsende Furcht vor dieser Entwicklung und damit gelegentlich überzogene Anspruchshaltung auf möglichst viel Zuwendung und Liebe, z.T. in jammerigem, vorwurfsvollem Ton. Dadurch familiäre Auseinandersetzungen: »nichts beitragen, aber alles verlangen«.

Innere Leere: Absterben aller Gefühle. Gefühl der Gefühllosigkeit. Alles wie leer, ausgebrannt, dumpf, benommen, belastend. Häufig auch umschrieben mit »körperlich traurig« oder gar »wie tot«.

Glaubensverlust: Nachlassen der religiösen Glaubensfähigkeit: Gebet, Kirchgang, Beichte, Sakramente usw. bis hin zur völligen Glaubensunfähigkeit (entsprechend qualvoll für gläubige Menschen).

Depressiver Wahn: Ein Wahn ist die krankhafte Fehlbeurteilung der Wirklichkeit. Wahnphänomene sind nicht nur bei der Schizophrenie oder anderen Geisteskrankheiten möglich, sondern auch bei der endogenen, wahnhaften Depression. Sie müssen jedoch der depressiven Herabgestimmtheit entsprechen. Dies äußert sich beispielsweise im depressiven Verarmungswahn, im hypochondrischen Wahn (siehe dieser), im nihilistischen Wahn (ich bin nichts, habe nichts; lat.: nihil = nichts), im Versündigungswahn, in wahnhaften Fehldeutungen usw. Der Unterschied zwischen einem schizophrenen und depressiven Wahn liegt u.a. im sogenannten »Zeiger der Schuld«. Der weist bei der Depression meist auf sich selber, bei anderen Wahnzuständen eher auf die Umwelt.

Im einzelnen: **Verarmungsideen:** Nichts vorweisen können, nichts haben, durch seine Krankheit (oder seinen Lebenswandel) nur Geld verbrauchen, die Krankenkasse schädigen, die Familie der Not aussetzen usw. Verarmungsideen können bis zum Verarmungswahn auswachsen: »kein Pfennig mehr«, »stehe auf der Straße«, obgleich die wirtschaftliche Lage unverändert (gut), das Konto inzwischen übervoll ist, weil nichts mehr abgehoben wurde usw.

Hypochondrische Befürchtungen / hypochondrischer Wahn: Ein hypochondrisch Depressiver leidet z.b. unter der Überschätzung vorhandener und/oder unter der unkorrigierbaren Befürchtung nicht nachweisbarer seelischer, vor allem aber körperlicher Beschwerden. Der Extremzustand ist das krankhafte Erleben z.T. abstruser Veränderungen im körperlichen Bereich: »Herz verkrampft«, »Magen zerfressen«, »Lunge verfault« usw. Am häufigsten findet sich jedoch eine ängstlich-überbesorgte Einstellung mit monotoner Klagsamkeit und unabänderlicher Fixierung auf aktuellere Symptome oder Erkrankungen (Tumorbefall, AIDS, Herzleiden, aber auch Geistesschwäche wie die Alzheimer-Krankheit usw.).

Schuld- und Versündigungswahn: schuldig am eigenen Zustand: unverzeihliche Energielosigkeit, Gleichgültigkeit, Apathie. Unfähigkeit, Denkstörung usw. Oder an fremder Not, an früheren oder bevorstehenden Katastrophen u.a.

Paranoide Fehldeutungen: wahnhafte Beziehungsideen mit Angst vor übler Nachrede, dadurch verstärktes Mißtrauen und ratlose Ängstlichkeit. Gelegentlich Verfolgungsideen, jedoch mehr furchtsam und gedrückt, weniger reizbar und aggressiv, wie es bei manchen paranoiden (wahnhaften) Symptomen von schizophren Erkrankten vorkommt.

Sinnestäuschungen: gelegentlich Halluzinationen (Trugwahrnehmungen), die jedoch ebenfalls der depressiven Stimmungslage angepaßt sind (ängstlich-schwermütig, schuldhaft gefärbt). Meist akustischer Art im Sinne von Stimmenhören: »innere Stimme«, »Stimme des Gewissens«, überwiegend besorgt, resigniert, hoffnungslos, mahnend, mitunter auch anklagend oder diffamierend.

Bei den Sinnestäuschungen des Gesichtssinnes bisweilen »Bilder und Erscheinungen« ähnlicher Tönung. Bei den Geruchshalluzinationen unangenehme Verpestungen nach verwesendem Fleisch, Fäulnis u.a.

Entfremdungserlebnisse: Depersonalisation (»ich bin nicht mehr ich«) und Derealisation (»alles unwirklich, fremd, abgerückt, irreal«).

Weitere Wahrnehmungsstörungen: Geräusch- und Lichtüberempfindlichkeit, Änderung der Geruchs- oder Geschmackswahrnehmung: »alles so laut«, so »grell«, so »scharf und stechend« usw. Aber auch das Gegenteil: herabgesetztes Hörvermögen, alles »grau in grau«, kein normales Geruchs- oder Geschmacksempfinden mehr.

Leibgefühlsstörungen: (Fachbegriff: zoenästhetische Störungen): abnorme, schwer beschreibbare und mit geläufigen Beschwerden oder Schmerzen kaum vergleichbare Empfindungen. Beispiele: Bewegungs-, Zug- und Druckgefühl im Körperinneren oder an der Oberfläche; Hitze- und Kälteempfindungen; Taubheits- und Steifigkeitsgefühle; umschriebene Schmerzen; wandernde Mißempfindungen; eigenartige Raumsinn- und Gleichgewichtsstörungen (häufig zu Beginn einer depressiven Phase) u.a. Weitere Einzelheiten siehe auch das körperliche Beschwerdebild.

Zeitempfindungsstörungen: Die Zeit zieht sich endlos lang dahin und will nicht enden = Zeitdehnung. Das Gegenteil findet sich in der manischen Hochphase: Zeitraffung = alles vollzieht sich viel schneller.

Mangelndes Krankheitsgefühl: trotz massiver Störungen vielfach kein Krankheitsgefühl, geschweige denn eine adäquate Krankheitseinsicht, insbesondere bei Schuldgefühlen/Schuldwahn, Verarmungs-, hypochondrischem oder nihilistischem Wahn (s.o.). Die eigene Erkrankung ist eher Gegenstand von Selbstvorwürfen. Daher Warten auf Strafe »von oben« und Ablehnung jeglicher Behandlung. Auf einen kurzen Satz gebracht: »Ich bin schuldig, nicht krank«.

Lebensüberdruß/Selbsttötungsgefahr: schwernehmende Lebenseinstellung bis hin zur Lebensverneinung; Todeswünsche, die von Zukunft oder Therapieergebnis abhängig gemacht werden: »Wenn man mir nicht mehr helfen kann, bleibt mir nichts anderes übrig, als mir das Leben zu nehmen«. Zuvor häufig Wunsch nach Abstand, Vergessen, Ruhe, Pause, Schlaf: »Ich möchte am 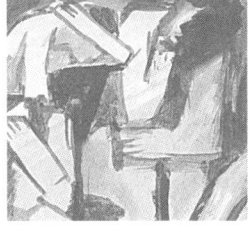 liebsten einschlafen, und wenn ich nicht mehr aufwache, hat es eben auch so sein sollen«. Zuletzt konkrete Selbsttötungsgedanken: »Ich kann mich ja auch umbringen« oder gar gezielte Selbsttötungsabsichten und -pläne: »laßt mich gehen«, »ich werde mich umbringen und ich weiß auch schon wie« mit und ohne direkter Ankündigung.

Körperliche Störungen im Rahmen eines depressiven Leidensbildes

Die *körperlichen Krankheitszeichen,* die bei einer Depression vorkommen können, lassen sich kürzer abhandeln. Natürlich ähneln sie erst einmal den entsprechenden Symptomen, die durch organische Ursachen ausgelöst werden. Sie haben aber häufig ebenfalls eine besondere Note: Zwar sind sie durchaus als Kopf-, Magen-, Atem-, Herz- und Kreislauf-, Muskulatur-, Haut- und sonstige Störungen erkennbar und benennbar, doch haftet auch ihnen etwas Vages, Diffuses, schwer Beschreibbares an. Selbst hier fällt deshalb oft die Einschränkung: »so als ob« oder »wie wenn«. Auch neigen diese Beschwerden bisweilen zum Wechsel, ja zum Wandern, kurz: auch hier ist das Unscharfe das Charakteristische, jedenfalls in vielen Fällen.

Nicht selten pfropft sich das körperliche Beschwerdebild einer Depression auch auf vorhandene (»echte«) körperliche Schwachpunkte oder Funktionsstörungen auf. Damit verstärkt sich gleichsam ein bekanntes Leidensbild. Beispiele: Kopfschmerzen, Kreislaufstörungen, Beschwerden an Wirbelsäule und Gelenken, Magen usw.

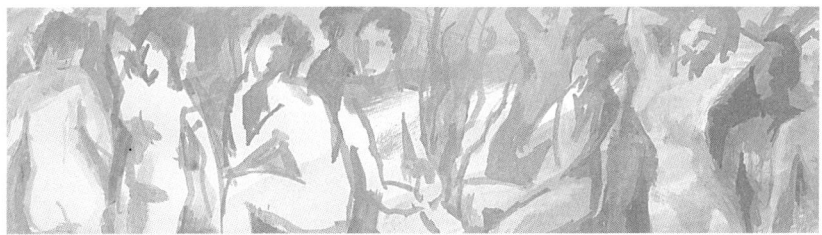

Auf jeden Fall ist das körperliche Beschwerdebild nicht minder vielfältig wie das seelische. Vor allem fällt es natürlich viel früher auf und wird entsprechend beklagt – und führt rascher zum Arzt. Manchmal bleibt es sogar bei einem rein körperlichen Leidensbild, obgleich es sich um ein depressives Leiden handelt. Das nennt man dann eine larvierte Depression (lat.: larva=Maske). Solch ein depressives Zustandsbild, das sich hinter der Maske körperlicher Beschwerden verbirgt, ist besonders schwer zu diagnostizieren. Es führt auch den Arzt mitunter lange in die Irre und wird dadurch nicht konsequent behandelt. Deshalb ist es wichtig, daß Patient und Angehörige nicht nur auf körperliche Symptome achten, sondern auch auf seelische und zwischenmenschliche Einbußen. Nur durch diese Hinweise ist der Arzt in der relativ kurzen Konsultationszeit in der Lage, auch an eine Depression zu denken oder gezielt danach zu fahnden. Verleugnet der Patient jedoch seine seelischen Krankheitszeichen (weil sie ihm beispielsweise unpassend oder peinlich vorkommen) und beharrt auf einer rein organischen Ursache, erschwert er nur die rechtzeitige und zutreffende Diagnose und verlängert seinen Leidensweg. Das findet man vor allem beim männlichen Geschlecht im allgemeinen und im besonderen bei erfolgsorientierten Persönlichkeiten, die jede Krankheit (vor allem seelische) als Schwäche abtun.

Auf welche körperlichen Symptome ist zu achten?

Schlafstörungen: trotz Mattigkeit und rascher Ermüdbarkeit Ein- und Durchschlafstörungen sowie das gefürchtete Früherwachen, in Fachkreisen auch als »Morgentief«, von den Betroffenen in verzweifelter Ironie als »Morgengrauen« bezeichnet. Wenn kurze Schlafphasen möglich sind, dann unruhig und zerhackt, mit schweren Träumen und baldigem Wiedererwachen. Schlafstörungen gehören zu den Frühsymptomen einer Depression. – Gelegentlich findet sich auch ein gesteigertes Schlafbedürfnis, zumeist aber nur eine verzweifelte »Flucht ins Bett« mit sinnlosem Grübeln und Angst vor den alltäglichen Anforderungen.

Appetitstörungen: appetitlos mit Gewichtsverlust, manchmal rapide in kurzer Zeit. Gelegentlich auch Appetitzunahme (und starker Durst), ja sogar Heißhunger bis zum Verlust der Kontrollfähigkeit, vor allem auf kohlenhydratreiche Kost (z.B. Teigwaren, Brot, Süßigkeiten). Besonders die sogenannte »Winterdepression« in der dunklen Jahreszeit zeichnet sich durch solch einen – an sich paradoxen – gewichtsfördernden Appetit und ein vermehrtes Schlafbedürfnis aus, jedoch ohne Erholungswert.

Kopfdruck: meist diffuser Kopfdruck, gelegentlich auch begrenzt auf oder über den Augen, wie ein Helm- oder Reifengefühl. Fast immer verbunden mit Muskelverspannungen im Kopf-Nacken-Schulter-Bereich. Eigentliche Kopfschmerzen selten.

HNO-Bereich: Kloß- oder Würgegefühl im Hals, gelegentlich »wie zugeschnürt«. Dazu Druckgefühl auf beiden Ohren, Ohrgeräusche (Klingen, Sausen), Ohrschmerzen und Verminderung des Hörvermögens ohne organischen Befund (verstärkt bei vorbestehenden Hörstörungen). Oft auch die schon erwähnte Geräuschüberempfindlichkeit.

Atmung: Enge im Brustkorb, mitunter bis in den Hals reichend. Druck auf der Brust (»Berg auf der Brust«, besonders beim Morgentief), »Reifengefühl«, Atemenge, »Atemkorsett«, Atemnot, Lufthunger, flache Atmung, unregelmäßige Atemfolge, schweres Atmen. Mitunter auch »seelisch bedingter Hustenreiz«.

Herzbeschwerden: Schmerzen oder Mißempfindungen in der Herzgegend: Stechen, Brennen, Klopfen, Druck, Herzrasen, Herzklopfen, »Herzschlag bis zum Hals«, »Herzattacken«, bevorzugt nachts und/oder zu Beginn einer ersten oder erneuten depressiven Phase.

Magen-Darm-Beschwerden: Übelkeit, Brechreiz und Erbrechen (gelegentlich anfallsartig), Völlegefühl, Blähungen, Sodbrennen, (saures) Aufstoßen. – Magendruck, besonders unter dem Brustbein oder krampfartige Magen-Darm-Beschwerden, bandartig oder diffus wechselnde Druckschmerzen im Bauchraum. Meist Verstopfung, gelegentlich aber auch Durchfall.

Kreislaufstörungen: Flimmern vor den Augen, Schwindel, »weiche Knie«, »wie auf Watte«, im Extremfall Gehstörungen mit Fallneigung.

Hier gibt es manchmal Verwechslungsmöglichkeiten zur reinen Angststörung. Diese ist durch folgende Kernsymptome charakterisiert: weiche Knie oder Beine, schwindelig oder wie benommen, wackelig oder schwankend sowie zittrig. Der Unterschied zwischen Angststörung und Depression wird von manchen Fachärzten wie folgt erklärt: Bei der Angststörung herrschen zusätzlich Furchtsamkeit und allgemeines Schwächegefühl vor. Bei der Depression dominieren Herabgestimmtheit, Freudlosigkeit und ein allgemeines Elendigkeitsgefühl. Es gibt aber natürlich auch eine Kombination beider Krankheitsbilder, die man dann als Angstdepression bezeichnet.

Muskulatur/Skelettsystem: muskuläre Verspannungen im Kopf-, Nacken-, Schulter- und Armbereich, Rücken- und vor allem Nackenschmerzen, Gelenk- und Muskelschmerzen, teils exakt festlegbar, teils diffus, oft wandernd.

Augen: Klagen über falsche oder nicht ausreichende Sehkorrekturen, chronische Entzündungen der vorderen Augenabschnitte, schlechtes Sehen ohne objektivierbaren Befund, in seltenen Fällen sogar Augenmuskelabweichungen, Doppelbilder u.a. Häufig die schon erwähnte Lichtüberempfindlichkeit.

Zahnbereich: Zahnschmerzen trotz unauffälligen Befundes, insbesondere Klage über unverändert schlecht sitzenden Zahnersatz – trotz mehrfach überprüfter Prothese.

Blasenstörungen: Schmerzen beim Wasserlassen, häufiger Harndrang, Ziehen und Druckgefühl in der Blase, Harnträufeln.

Allgemeine Mißempfindungen: Ziehen, Zerren, Reißen, wie Stechen von Nadeln, Kribbeln, »dumpfes Gefühl«, teils diffus, teils örtlich, oft wandernd. Dazu Unruhe- oder Schweregefühl in den Beinen, als müsse ein dauerndes Gewicht nachgeschleppt werden: schwerer, lastender Gang, am Schluß sogar schlurfend.

Haut und Schleimhäute: Zungenbrennen, unangenehmer Geschmack, Mundgeruch, Trockenheit von Nase (Neigung zu Verschorfung und Nasenbluten) sowie Mund- und Rachenbereich (schon vor der Behandlung mit antidepressiven Medikamenten, die derlei noch verstärken können). – Trockenheit der Scheidenschleimhaut mit Schmerzen beim Verkehr. Unklarer »Juckreiz«, verminderte Hautspannung mit trockener und blasser Haut (»um Jahre gealtert« -s.u.), Hautüberempfindlichkeit.

Vegetatives Nervensystem: unbegründete Hitzewallungen und Kälteschauer. Zittern, leichtes Erröten (»hektische Flecken«), kalte Hände/Arme, Füße/Beine. Temperaturüberempfindlichkeit, besonders bei Temperaturschwankungen (insbesondere Wärme, aber auch Kälte). Ggf. erniedrigte Körpertemperatur, Blutdruckschwankungen u.a.

Tränen- und Schweißsekretion: Versiegen der Tränensekretion und damit glanzlos-verschleierter Blick: »tränenlose Trauer«. (Wichtig: Die Fähigkeit zum Weinen ist ein gutes Zeichen, weil dadurch der »Gemütspanzer« endlich gesprengt scheint und der Patient tun kann, was auch andere erleichtert: Weinen.) – Verminderte Schweißsekretion, aber auch örtliche und den ganzen Körper betreffende Schweißausbrüche, häufig anfallsartig. Dies insbesondere nachts und zu Beginn einer depressiven Phase.

Sexualität: bisweilen Beginn mit »seelischem Erkalten« im zwischenmenschlichen Bereich: desinteressiert, ja abweisend oder kränkend. Dann Libido- und Potenzstörungen (Erektionsstörungen, Frigidität). Häufig eines der ersten und auch zuletzt zurückgehenden Symptome überhaupt. Dazu unklare Genitalbeschwerden, oft Menstruationsstörungen bis zum Aufhören der Monatsblutung.

Allgemeiner Eindruck:
- *Stimme:* leise, eintönig mit fallender Satzmelodie und häufig verlangsamter Sprache.
- *Gesichtsausdruck:* ernster, welker, müder, manchmal wie erstarrt wirkender Gesichtsausdruck. »Vorgealtert«.
- *Augen:* glanzloses Auge mit resigniert-mattem, verschleiertem Blick. Verstärkt oder erstmals auftretende Oberlidfalte, die sich wie ein Vorhang über das Auge legt (normal bei alten Menschen wegen der nachlassenden Hautspannung).
- *Haar:* spröde, struppig, glanzlos, widerborstig, ggf. Haarausfall.
- *Bewegung:* vornübergebeugt, kraftlos, matt, schleppend (»Bild des Jammers«).

Die am häufigsten geäußerten körperlichen Störungen auf einen Blick:
- *reduzierte Vitalität:* energielos, kraftlos, rasch ermüdbar, leistungsunfähig.
- *Schlafstörungen:* Ein- und Durchschlafstörungen sowie Früherwachen, häufig Morgentief mit abendlicher Stimmungsaufhellung.
- *Appetitstörungen* mit Gewichtsverlust und Verstopfung.
- *Sexualstörungen:* mit Impotenz und Frigidität.
- *Leibgefühlsstörungen:* im Sinne von Enge- und Druckgefühlen ohne organischen Befund.
- *Zwischenmenschliche,* familiäre, berufliche und andere Einbußen im Rahmen eines depressiven Leidensbildes.

Zwischenmenschliche, familiäre, berufliche und andere Folgen im Rahmen eines depressiven Leidensbildes

Seelische Störungen finden sich bei einer beginnenden Depression in der Regel als erstes, werden aber oft nicht als solche erkannt bzw. anerkannt. Körperliche Beeinträchtigungen führen häufig überhaupt erst zum Arzt. Auch psychosoziale Folgen – zwischenmenschlich, beruflich usw. – lassen notgedrungen nicht lange auf sich warten. Doch auch sie werden erst einmal nicht als krankhaft akzeptiert, sondern alltäglichen Umständen zugeschrieben: Streß, Überforderung, besondere Belastungen, ferienreif. Diese Entwicklung ist zwar nicht günstig, aber nachvollziehbar. Wer denkt gleich an Krankheit, wer will zum Arzt, wenn er nicht unbedingt muß? Wer kann sich berufliche Ausfälle leisten, wer hat nicht immer mal wieder Ärger, Kummer, Sorgen in Partnerschaft, Familie oder Nachbarschaft? Wer versucht nicht, alles erst einmal hinzunehmen, durchzustehen, mit verstärktem Einsatz zu kompensieren – bis es nicht mehr geht? Bis es sich abzuzeichnen beginnt, daß es mehr zu sein scheint, als alltägliche Überlastung.

Diese Probleme stellen sich vor allem bei erstmaliger Erkrankung. Aber auch jene Patienten, die immer wieder depressive Phasen ertragen müssen, oft noch in der gleichen Jahreszeit (Frühling, Herbst, Wintermonate), verdrängen lange, ja viel zu lange die ersten Warnsymptome und versuchen sich sogar noch mit einem schweren Vollbild der Erkrankung durchzuschleppen. Das ist ehrenvoll, aber unsinnig, vor allem unnötig. Nachfolgend nun einige *psychosoziale Folgen* in Stichworten, die aber nicht annähernd die Realität erfassen können.

Im einzelnen: **Zwischenmenschliche Probleme:** ängstlich registrierte Minderung der Kontaktfähigkeit bei jedoch unverändert vorhandenem Kontaktwunsch: Partner, Kinder, Eltern, sonstige Verwandte, Freunde und Bekannte, Nachbarn, Berufskollegen, Zufallsbekanntschaften u.a. Dadurch Gefahr der gemütsmäßigen Vereinsamung, des Rückzugs der Umwelt, des Abbruchs alter Beziehungen mit der Unfähigkeit, neue zu knüpfen, Kurz: Isolation. Aber auch »leises Einschlafen der Kontakte« bei seelisch-körperlich gehemmten Depressiven und aktiver Rückzug der Umgebung bei getrieben-klagsamen, hypochondrischen oder gar hilflos-feindselig reagierenden Patienten. Dazu sonstige vielschichtige Probleme mit der näheren und weiteren Umgebung, z.B. im hygienischen Bereich (Vernachlässigung von Kleidung und Körperpflege), »Unzuverlässigkeit« u.a.

Berufliche Probleme: Unvermögen, mit alltäglichen Aufgaben und bisher problemlos bewältigten Schwierigkeiten fertigzuwerden. Unfähigkeit, sich zu den einfachsten Alltagsverrichtungen aufzuraffen. Und wenn, dann mit ungewöhnlich langer Anlaufzeit und unendlicher Mühsal: »doppelter Einsatz bei halbem Ertrag«. Das betrifft sowohl den Beruf als auch den Haushalt. Vor allem Schwierigkeiten, eine Tätigkeit zu beginnen und durchzuhalten, sogar bei automatisierten Fertigkeiten und Routinehandgriffen. Besondere Probleme bei neuen, ungewöhnlichen, unerwarteten oder schwierigen Aufgaben, bei Mehrfachbelastung, Arbeit unter Zeitdruck oder bei rasch wechselnden Anforderungen. Dadurch deutlicher, z.T. peinlicher Leistungsabfall.
Folge: Verwunderung, Irritation, Verärgerung, ungnädige Anfragen, demütigende Aussprachen, unnötige Auseinandersetzungen, atmosphärische Belastungen in Familie und Betrieb, Gefahr der Versetzung, Herabstufung oder gar des Arbeitsplatzverlustes, entweder durch Kündigung vom Arbeitgeber oder gar Patienten selber, der durch seine krankheitsbedingten Minderwertigkeits- und Schuldgefühle schließlich völlig zermürbt aufgibt.

Die am häufigsten geäußerten Sorgen sind die drei klassischen Themen:
- Leistungsfähigkeit bzw. -unfähigkeit im Sinne von Nichts-Können, Nichts-Leisten, Versagen,
- Selbstwert- bzw. Minderwertigkeits- und Kleinheitsgefühl im Sinne von Nicht-gemocht-werden, Nicht-geliebt-werden,
- Schuldfragen bzw. Selbstvorwürfe, Selbstanklagen und Schuldbewußtsein – und alles dies auch noch selbst verursacht zu haben.

Oder anders ausgedrückt in einem einzigen Satz depressiven Grübelns: »Ich kann nichts, ich bin nichts, man mag mich nicht und schuld bin ich auch noch selbst daran.«

Erschwert wird diese vernichtende Selbstbeurteilung noch von der charakteristischen Einstellung vieler Depressiver:
– *Hilflosigkeit:* Ich kann nichts daran ändern.
– *Hoffnungslosigkeit:* Nichts wird sich mehr zum Guten wenden.

Fragen, die eine Depression erkennen helfen können

Zum Abschluß sei noch auf einige Basisfragen hingewiesen, die zwar keine diagnostische Sicherheit garantieren, dennoch einen gewissen Hinweiswert besitzen:
- Können Sie sich noch freuen?
- Fühlen Sie sich elend, zerschlagen, wie schwer erkrankt, jedoch ohne entsprechenden Grund?
- Fällt es Ihnen neuerdings schwer, Entscheidungen zu treffen?
- Haben Sie das Interesse an Dingen verloren, die Ihnen zuvor viel bedeuteten?
- Neigen Sie in letzter Zeit vermehrt zum Grübeln?
- Haben Sie oft das Gefühl, ihr Leben sei sinnlos geworden?
- Fühlen Sie sich müde, schwunglos, kraftlos, und zwar ohne vorangegangene Anstrengung?
- Können Sie nicht mehr schlafen: erschwertes Einschlafen, zerhackter Schlaf, quälendes Früherwachen mit morgendlichem Stimmungstief?
- Spüren Sie immer wieder anhaltende, schwer zu beschreibende Druckgefühle, Mißempfindungen, Schmerzen, besonders im Kopf, in der Brust, im Rücken usw.?
- Haben Sie keinen Appetit mehr, evtl. an Gewicht verloren?
- Haben Sie seit einiger Zeit Probleme in sexueller Hinsicht?

Über den Umgang mit depressiv Kranken

Die *Diagnose* einer Depression stellt der Arzt. Allerdings muß man erst einmal zu ihm kommen oder gebracht werden, und über die entscheidenden Krankheitszeichen klagen, bevor er sich seine Gedanken machen kann.

Das gleiche finden wir bei der Behandlung. Über die Therapie entscheidet allein der Arzt. Das betrifft vor allem die Medikamente. Ansonsten aber ist er angewiesen auf die Mitarbeit von Angehörigen und Freunden, ggf. Arbeitskollegen, Vorgesetzten und Nachbarn. Nachfolgend deshalb die wichtigsten Grundregeln und Empfehlungen zum Umgang mit depressiv Kranken. Und die sind deutlich komplizierter als bei Grippe, Knochenbruch oder ähnlichem. Denn hier reagiert der Betroffene nicht nur auf körperliche Beeinträchtigungen, Schmerzen oder sonstiges Leid, sondern ist auch in seinem Reaktionsvermögen direkt betroffen. Er hat nicht nur etwas auszuhalten, er ist auch ein anderer Mensch geworden. Das stimmt zwar so nicht, und zudem wird nach Abklingen der Depression alles so sein wie früher. Doch zuerst gilt es eine Vielzahl von Beschwerden durchzustehen, und zwar in einer veränderten seelisch-körperlichen Ausgangslage. Daß dies besondere Bedingungen nach sich zieht, ist verständlich. Was sind das nun für Grundregeln in Stichworten?

Als erstes sei noch einmal der Kernsatz depressiven Leids wiederholt: »Ich kann nichts, ich bin nichts, man mag mich nicht – und an allem bin ich selber schuld«. Und dies alles mit der ohnehin düsteren Einstellung vieler Depressiver: »Ich kann nichts daran ändern und nichts wird sich mehr zum Guten wenden«. Wie soll man mit einem derart tiefgreifend verunsicherten Menschen umgehen?

▸ *Zuhören*, sich Zeit nehmen, und vor allem dem Erkrankten Zeit lassen.

▸ *Bedingungslos akzeptieren*, was und wie es vom Depressiven dargestellt wird, auch wenn es dem eigenen Verständnis mitunter zuwiderläuft.

▸ *Freundlich-zugewandtes Annehmen* des ganzen Menschen mit seiner so schwer faßbaren Krankheit. Und nicht nur Interesse für einzelne Problemkreise wie bestimmte Krankheitszeichen, zwischenmenschliche Folgen, mögliche Auslöser usw.

▸ *Vorbehaltloses Verständnis* für die persönliche Leidenssituation, frei von jenen Vorbedingungen, wie sie ansonsten den zwischenmenschlichen Kontakt zwischen Gesunden regeln. Das ist nicht einfach. Normalerweise gibt man, um zu empfangen. Es mag zwar auch manchmal einseitiger zugehen, doch im allgemeinen kann man mit Dankbarkeit oder mindestens gemütsmäßiger Zuwendung rechnen. Ganz anders beim Depressiven. Wie auf Seite 15 erläutert, ist er nicht einmal mehr in der Lage, einen normalen zwischenmenschlichen Kontakt aufrechtzuerhalten. Das muß eine unaufgeklärte Umgebung irritieren. Und selbst wenn man nicht weiß, daß es sich um eine Krankheit handelt, will es trotzdem a. verstanden und b. durchgestanden sein. D.h., die emotionale Zuwendung und das Gefühl des Annehmens sei also an keinerlei Bedingungen oder Leistungen geknüpft, wie man sie ansonsten im Alltag erwarten darf. Der Patient muß – entgegen seinen Befürchtungen und evtl. schmerzlichen Erfahrungen – sicher sein dürfen, daß er mit der gleichen gefühlsmäßigen Wärme und Hilfe rechnen kann, auch wenn er sich krankheitsbedingt nicht an Absprachen zu halten vermag, nicht zu bestimmten Mindestleistungen fähig ist und auch die Besserung nicht so rasch eintritt, wie alle erhoffen.

Nun wird mancher sagen: Wenn ich diese Grundregeln kenne, kann ich mich auch daran halten. Und trotzdem wird es jeden Tag erneut schwer, diese ungewöhnlichen Bedingungen zu akzeptieren und einzuhalten. Denn selbst die nach außen vorbehaltslose uneigennützige Hilfe einem Kranken gegenüber ist letztlich an die unausgesprochene und uneingestandene Vorbedingung gekoppelt: »Wenn wir Dir helfen, so belohne uns wenigstens durch die (rasche) Besserung Deines belastenden Zustands«. Gerade der Depressive kann eine solche (schnelle) Genesung aber nicht »leisten«. Depressionen ziehen sich Wochen und Monate hin. So droht das anfangs positive Verhältnis zur Belastung eigener Art zu werden – für beide Seiten. Deshalb sollte man von Anfang an akzeptieren, daß der Depressive den Anforderungen der Gesunden nicht gewachsen ist, nicht zu Beginn, nicht nach Wochen, nur langsam im Verlauf der Besserung nach Monaten. Das ist kein Nichtwollen, auch wenn es manchmal so aussieht und deshalb für Außenstehende mitunter schwer zu ertragen ist. Das ist das charakteristische und zermürbende Kernproblem der Depression: das Nichtkönnen.

▶ *Nichtdepressive Verhaltensweisen und Äußerungen* beobachten und erkennen lernen, und vor allem gezielt aufgreifen und verstärken. Das kann mühsam werden, aber auch entscheidend zum Fortschritt beitragen. Der Patient muß langsam, aber kontinuierlich aktiviert und konsequent zur Eigeninitiative aufgefordert werden. Dazu sieht er sich kaum in der Lage, was erst einmal als Trägheit, mangelnde Mitarbeit oder gar Widerstand gedeutet wird. Das liegt lediglich daran, daß er nach außen (fast) unauffällig wirkt und man nicht erkennen kann, wie zermürbt oder gar blockiert er innerlich ist.

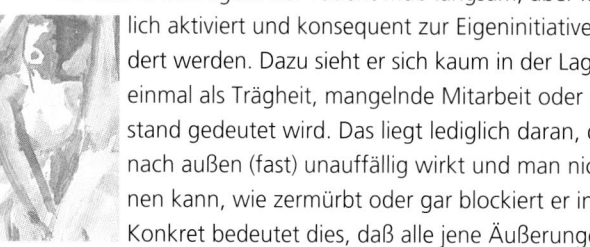

Konkret bedeutet dies, daß alle jene Äußerungen und Verhaltensweisen, Wünsche und Vorstellungen des Depressiven verstärkt werden sollten, die einen positiven Aspekt beinhalten: Richtet er sich besser her, liest er 3 Zeilen mehr, sieht er wieder eine Blume, stellt er fest, daß heute die Sonne scheint, kann er am Telefon einen Gruß ausrichten, will er selber 3 Schritte an die frische Luft, kann er 2 Löffel mehr zu sich nehmen, vermag er Worte des Dankes zu äußern, ein wenig Hoffnung zu formulieren? Alles, was auch nur andeutungsweise in diese Richtung geht, muß umgehend registriert, rückgemeldet, verstärkt und ausgebaut werden. Nichts ist so unbedeutend, daß man es nicht nutzen könnte. Der Depressive ist am Boden, da ist die kleinste Treppenstufe ein Berg und seine Überwindung eine Leistung. So kann man Tag für Tag ein kleines Stück vorankommen und lernen, mit seiner trostlosen Situation besser umzugehen. Konkret heißt dies: einen Tages- und Wochenplan aufstellen, bestimmte Aktivitäten fördern, die »Flucht ins Bett« eindämmen usw. Natürlich sind solche Kleinigkeiten mühsam, man ist nicht gewohnt, darauf zu achten. Doch wer einmal miterlebt hat, wie solcherart Betroffenen quasi mit allem von vorne anfangen mußten, der weiß diese Therapiestrategie zu würdigen.

▶ *Oberflächlich wirkende Versprechungen vermeiden:* Dazu gehören gut gemeinte, aber für den tief verunsicherten und ratlosen Kranken wenig hilfreiche Aufmunterungen wie: »Das Leiden werden wir schon heilen« oder »dazu braucht man nur die richtigen Medikamente«, »den richtigen Arzt« usw. Mag der Patient jedes Gespür für den normalen Alltagsumgang verloren haben, eines ist ihm geblieben: Das Empfinden, ob es jemand ernst meint, sich hilfreich engagiert – oder nur so daherredet. So wie beim Trauernden das stille Mitleiden manchmal hilfreicher ist als wortreiche Trostversuche, so ist es beim Depressiven zweckmäßiger, die Last des Leidens nicht zu verniedlichen und die Zukunftsaussichten nicht zu beschönigen, sondern die gemeinsamen Anstrengungen aller Beteiligten zu betonen, die jetzt nötig sind, die gerade erst zu greifen beginnen und erfahrungsgemäß einen guten Erfolg garantieren, wie man überall hören und lesen kann – wenn man durchhält. Nur: Das braucht noch viel Mühsal, Zeit und Geduld. Aber dazu sei man bereit.

▶ *Ein ausreichendes Maß an Anforderungen organisieren.* Das ist leichter gesagt als getan. Depressive wirken nach außen hin zwar nicht gesund, aber auch nicht unbedingt hinfällig. Trotzdem sind sie geistig leer und körperlich so kraftlos, daß alles zur Folter wird – selbst die kleinste Aktivität. Man muß deshalb einen Mittelweg wählen, angepaßt an den Genesungsprozeß. Dieser darf nicht in Überforderung, aber auch nicht in Unterforderung münden. Das eine führt zur Resignation, das andere zum Trainingsverlust. Wichtig ist der gezielte Aufforderungscharakter für den Patienten selbst. Deshalb sind auch kleine Erfolge positiv zu bewerten und damit zu verstärken. Natürlich fühlen sich dadurch manche in die Zeit der Kindererziehung zurückversetzt. Tatsächlich gibt es dazu auch Parallelen, auch wenn man es natürlich nicht so ausdrückt. Doch entscheidend ist der Erfolg, die kleinen Schritte, die Freude am minimalen Fortschritt und damit die hilfreiche Stimulation. Insbesondere in der häuslichen Situation kann man das auf vielen Ebenen erfolgreich arrangieren: Haushalt, Gartenarbeit, Einkäufe.

▸ *Gemeinsam ein therapeutisches Ziel definieren.* Unter einem Ziel versteht man in der Regel etwas Größeres, worauf man stolz sein kann, über das man reden und dabei erwarten darf, mit Anerkennung und Lob bedacht zu werden. Und wie sehen solche Ziele bei der Depression aus? Sie hören sich banal an. Oder was würden Ihre Freunde dazu sagen, wenn Sie Ihnen freudestrahlend erklären: Heute bin ich rechtzeitig aufgestanden, habe mich selber gewaschen, beim Frühstück 2 Brote gegessen, eine halbe Lokalseite der Zeitung gelesen, bin zum Bäcker und zurück gegangen, werde heute nachmittag 2 Blumenstöcke umpflanzen usw. Und doch ist ein solches Therapieprogramm, selbst wenn es von der untersten denkbaren Aktivitätsstufe ausgeht, ein entscheidender Motor in Richtung eigener Genesungsbeitrag. Und der muß überschaubar bleiben, d.h. in kleinsten Schritten und in Zusammenarbeit mit allen informierten Hilfswilligen.

Dabei können – wie mehrfach erwähnt – typische Einwände auftreten, die in ihrer quängeligen Beharrlichkeit entmutigen: »Ich kann nicht mehr«, »ich habe dazu keine Kraft mehr«, »was macht Ihr immer nur mit mir«, »könnt Ihr mich nicht in Ruhe lassen«, »seht Ihr nicht, daß ich nicht mehr kann, nie mehr können werde ...« usw. Dies soll man aber nicht als Widerstand oder Faulheit abtun. Rasche Erschöpfbarkeit, Kraftlosigkeit und Elendigkeitsgefühl sind charakteristische Depressionssymptome. Man kann und darf den Patienten aber nicht seiner völligen Mattigkeit und Teilnahmslosigkeit überlassen. Trotz aller Nachsicht

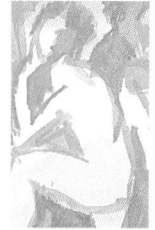

müssen regelmäßig gewisse Verbindlichkeiten eingehalten werden, um den drohenden Trainingsverlust auf seelischem, geistigem und körperlichem Gebiet entgegenzuwirken. Das heißt, zumindest äußerlich den Eindruck von Normalität vermitteln: rechtzeitiges Aufstehen, Verrichtung der täglich anfallenden Routinearbeiten, hygienisches Mindestmaß, Kontakt- und Freizeitaktivitäten, nicht zu früh ins Bett usw.

Diese Grundregeln und Empfehlungen zum Umgang mit depressiv Kranken erscheinen auf den ersten Blick sehr schlicht. Sie gehören aber zu den wichtigsten Stützen neben der ggf. erforderlichen medikamentösen und ärztlichen Psychotherapie. Und daß sie eine schwere Bürde sind und jeden Tag neu erkämpft werden müssen, wissen nur diejenigen, die eine solche Aufgabe schon einmal zu leisten hatten. Trotzdem: Wer hier durchhält, wird belohnt werden. Depressionen vergehen wieder, und zwar um so schneller, je konsequenter der Betroffene medikamentös, psychotherapeutisch und in einer Art Beschäftigungstherapie des Alltags wieder aufgebaut werden konnte.

Weitere Betreuungs- und Behandlungsmöglichkeiten aus familiärer Sicht

Für den Arzt gibt es neben den stimmungsaufhellenden Arzneimitteln (Antidepressiva) auch noch andere, nicht- medikamentöse Behandlungsmöglichkeiten. Dazu gehören Schlafentzug, Lichttherapie usw. Diese sind meist nur in der Klinik anwendbar. Es gibt aber auch nicht-medikamentöse Verfahren, die zu Hause nützlich und hilfreich sind. Dazu zählen beispielsweise:

▸ 1. *Physikalische Behandlungsmaßnahmen:* Schulter- und Nackenmassage, Kneippsche Anwendungen, medizinische Bäder mit entsprechenden Zusätzen u.a. Sie dienen der Kräftigung im allgemeinen und der Linderung entsprechender Muskelverspannungen.

▸ 2. *Entspannungsübungen* mit verschiedenen Verfahren zielen auf das gleiche, insbesondere bei ängstlichen, körperlich beeinträchtigten und angespannten Patienten. Allerdings muß man sie schon in gesunden Tagen erlernt haben, um sie in kranker Zeit nutzen zu können (autogenes Training, Yoga, Muskelentspannung nach Jacobson usw.). Dazu indirekte, z.B. über die erwähnte Muskelentspannung oder Atemübungen wirksame Verfahren.

▸ 3. *Körperliche Aktivität:* Sie ist die einfachste und wahrscheinlich auch wichtigste antidepressive Unterstützungsmaßnahme, die zu Hause ausgeführt werden kann – und muß. Tatsächlich entwickelt regelmäßige (!) körperliche Aktivität in jeder Form eine gewisse antidepressive, angstlösende und entspannende Wirkung. Dazu gehören in der Regel der tägliche Spaziergang, aber auch Gymnastik, Gartenarbeit, Schwimmen, Fahrradfahren usw. Dabei unterscheidet man einen seelischen Kurzzeiteffekt von etwa 2 bis 3 Stunden sowie langfristige psychische Auswirkungen. Das geht im Grunde schon jedem Gesunden so, um wieviel hilfreicher ist es erst bei Angst und Depressionen. Allerdings muß gerade der depressiv Kranke aufgrund seiner Willenlosigkeit und seelisch-körperlichen Hemmung immer wieder dazu angehalten werden. Das kann mühsam werden. Dabei empfiehlt es sich auf jeden Fall das Tageslicht zu nutzen. In der dunklen Jahreszeit kann man fast schon von einem vorbeugenden Effekt körperlicher Aktivität auf die Stimmungslage sprechen.

Falsche Ratschläge

Genauso wichtig wie ein konsequentes Betreuungskonzept ist auch die Vermeidung von *falschen Ratschlägen*, die Depressive immer wieder erreichen: Gut gemeint zwar, aber von ungünstiger bis verheerender Wirkung. Solche Irrtümer finden sich zumeist bei unerfahrenen Angehörigen, Bekannten und Freunden, Nachbarn und Arbeitskollegen. Auf den ersten Blick scheint damit nicht viel falsch gemacht. Doch im Patienten arbeitet es weiter – und kostet Kraft, die er eigentlich für die Regeneration so dringend bräuchte. Welches sind nun die wichtigsten Fehlerquellen?

Appelle: Es ist falsch, den Depressiven aufzufordern, sich zusammenzureißen, sich nicht gehen zu lassen, sich zu beherrschen, sich durchzubeißen, Haltung zu bewahren, Beispiel zu geben usw. Die meisten Kranken sind so hoffnungslos, resigniert, vor allem willensgeschwächt, entschlußunfähig, ohne Schwung und Initiative, Kraft und Durchhaltevermögen, daß sie zu nichts, aber auch gar nichts mehr in der Lage sind. Ein solcher mißverstandener Aufruf und vor allem der vergebliche Versuch, ihm Folge zu leisten, kann die Verzweiflung des Betroffenen noch verstärken, ja sogar eine Selbsttötungsgefahr provozieren (»zu was bin ich eigentlich noch nütze?«).

Ablenkung: Es ist falsch, den Depressiven zu Zerstreuungs- oder Aufheiterungsversuchen anregen zu wollen bzw. entsprechende Vorschläge zu machen: »Gönnen Sie sich mal wieder ein Vergnügen ...«, »wie wär's denn, wenn ...«, »da würde ich auch trübsinnig werden, wenn ich nicht ...« u.a. Der Depressive wüßte schon, was er will, wenn er könnte. Aber er kann nicht. Das ist ein großer Unterschied. Demzufolge ist es sinnlos, auf die »schönen Dinge der Welt« zu verweisen. Gerade weil sich alle so um einen bemühen und man es doch eigentlich schöner haben könnte, wenn ..., gerade deshalb entwickeln diese Patienten, die sich an nichts mehr erfreuen können, auch noch Schuldgefühle.

Überredungsversuche: Es ist falsch, dem Depressiven einreden zu wollen, »es gehe ihm im Grunde doch gut« oder ähnliches. Wenn es ihm gut geht, dann ist er nicht mehr depressiv und kann das selber empfinden. Was ihn so belastet, kann er häufig nicht einmal beschreiben. Was er weiß, ist lediglich, daß es ihm so elend zumute ist wie noch nie. Deshalb erlebt er solche Überredungsversuche auch als schmerzliche Verkennung seines Zustandes, als Unverständnis, Mißtrauen oder gar Ironie.

Urlaub: Es ist falsch, Depressive in den Urlaub zu schicken. Aufgrund ihrer Merk- und Konzentrationsstörungen, ihrer Ratlosigkeit, Verunsicherung, Ängstlichkeit, ihrer Minderwertigkeitsgefühle, ihres Kontaktverlustes und der damit drohenden Isolationsgefahr finden sie sich in fremder Umgebung noch weniger zurecht als zu Hause. Selbst dort nicht, wo sie schon sehr oft ihre Ferien verbracht haben. Geradezu schmerzlich ist die Freudlosigkeit, durch die der Kranke seinen früheren (Ferien-) Hobbys (in den Bergen, an der See, bei kulturellen und sportlichen Veranstaltungen usw.) gleichgültig, teilnahmslos, furchtsam und durch schwere Schuldgefühle gepeinigt gegenübersteht. Da ist dann gelegentlich auch eine voreilige Fehleinschätzung zu hören: »Undankbar«, »überheblich«, »arrogant« usw. Zudem sind die meisten Depressiven durch die neuen bzw. ungewohnten Situationen in fremder Umgebung rasch überfordert. Dann geraten sie schnell in Angst, ja panikartige Reaktionen – und zwar schon bei den banalsten Veränderungen (Verkehrsumleitung, Gewitter, Verzögerung usw.). Urlaub mit Depressiven ist ein schwerer Fehler und muß hart bezahlt werden, nicht nur für den Betroffenen, auch für die – anfangs wohlmeinenden – Angehörigen und Freunde.

Kuraufenthalt: Es ist falsch, Patienten mit einer Depression zur Kur zu schicken. Das Problem ist im wesentlichen das gleiche wie im Urlaub. Auch ist die überwiegende Mehrzahl dieser Kliniken weder personell, noch ausbildungsmäßig, noch von ihrem diagnostischen und therapeutischen Schwerpunkt her auf depressive Patienten vorbereitet, vor allem wenn sich auch noch Selbsttötungsneigungen abzeichnen. Später ist ein gut durchorganisierter Urlaub oder eine Kurverschickung in einem entsprechend ausgestatteten Haus durchaus sinnvoll und erfolgreich. Während der Depression aber kann das zur Belastung eigener Art werden, für alle Beteiligten.

Wahnidee: Ein Wahn ist die krankhaft entstandene Fehlbeurteilung der Realität. An dieser wird mit hoher subjektiver Gewißheit 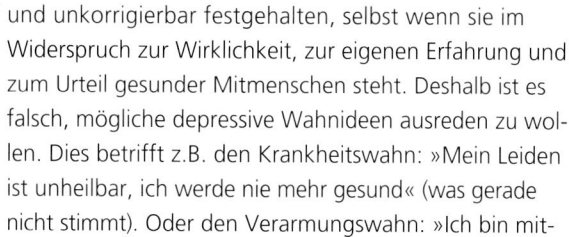 und unkorrigierbar festgehalten, selbst wenn sie im Widerspruch zur Wirklichkeit, zur eigenen Erfahrung und zum Urteil gesunder Mitmenschen steht. Deshalb ist es falsch, mögliche depressive Wahnideen ausreden zu wollen. Dies betrifft z.B. den Krankheitswahn: »Mein Leiden ist unheilbar, ich werde nie mehr gesund« (was gerade nicht stimmt). Oder den Verarmungswahn: »Ich bin mittellos, habe nur noch Schulden, jetzt frißt die Krankheit noch das restliche Vermögen auf ...«. Oder einen Schuld- und Verarmungswahn: »Ich bin ein schlechter Mensch, habe rechtswidrig gehandelt, verdiene Strafe«. Nicht nur der schizophrene, auch der depressive Wahn ist mit logischen Argumenten oder Gegenbeweisen nicht zu korrigieren. Hier läuft man nur Gefahr, das Wahnsystem zu vertiefen, weil sich der Patient unverstanden, lächerlich gemacht oder gar attackiert sieht. Auch leidet darunter das bis dahin vielleicht gute zwischenmenschliche Verhältnis. Man höre sich die Klagen des Patienten an, kann auch sehr wohl seine eigene Meinung äußern, bestehe aber nicht darauf und lasse sich vor allem auf keine nutzlosen Diskussionen ein.

Entscheidungen: Es ist falsch, vom Kranken während einer Depression wichtige Entscheidungen treffen zu lassen. Selbst wenn sie vom Kranken, seiner Umgebung oder der entsprechenden Situation noch so dringend gefordert bzw. nahegelegt werden. Wichtige Entscheidungen sind auf die Zeit nach der Genesung zu verlegen. Denn was nützt es, wenn man am Schluß erkennen muß, daß die häufig tiefgreifenden und folgenschweren Entschlüsse zum Nachteil des Depressiven ausgegangen sind (z.B. Ehe, Familie, Beruf, Erbe, Kauf oder Verkauf). Die Erfahrung lehrt nämlich, daß nach Abklingen der Depression die Mehrzahl der vorher so unüberwindlich drohenden Probleme und Konflikte weitgehend selbst bewältigt werden kann – und zwar von einem gesunden Patienten mit seiner gewohnten Leistungsfähigkeit, Willens- und Entschlußkraft. Zuvor aber droht alles zu seinem Nachteil auszugehen, nicht zuletzt aufgrund der eigenen, krankheitsbedingten Unfähigkeit, das Problem zu durchschauen, zu durchdenken und zu lösen.

Beruf: Vor allem ist es falsch, während einer Depression irgendeine berufliche Änderung zuzulassen. Viele Depressive neigen aufgrund ihrer schmerzlich empfundenen Unfähigkeit und der scheinbar plötzlich erschwerten Lebenssituation dazu, die Schuld am derzeitigen Zustand einzig und allein bei sich selbst zu suchen. Sie glauben organisch krank zu sein, nie mehr gesund und den Anforderungen ihres Berufes gerecht zu werden, Arbeitgebern und Kollegen zur Last zu fallen und diesem Problem nur dadurch entgehen zu können, daß sie sich versetzen oder niedriger einstufen lassen, kündigen oder einen Rentenantrag stellen. Deshalb darf während dieser Zeit keine Entscheidung zugelassen werden. Nach Abklingen des Leidens und wieder im Vollbesitz aller seelischen, geistigen und körperlichen Kräfte ist der Depressive auch wieder in der Lage, seine gewohnte Zuverlässigkeit, Motivation, Einsatzfreude und Leistungsfähigkeit unter Beweis zu stellen.

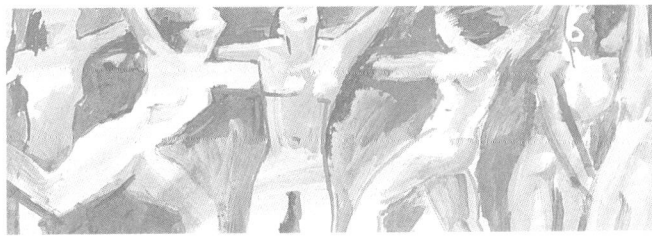

Schlußfolgerung

Auf den ersten Blick scheinen diese Hinweise zur Vermeidung falscher Ratschläge zwar nicht falsch, aber für den jeweiligen Fall auch nicht aktuell oder gar dringlich. Doch das ist ein Irrtum. In irgendeiner Form droht stets mindestens eine dieser Schwierigkeiten. Das merkt man oft erst nachher, meist zu spät.
Deshalb ist es kein Fehler, immer wieder daran zu denken und zu überlegen, von welcher Seite oder in welcher Kombination und Ausprägung sich gerade das eine oder andere Problem stellt. Zuviel Vorsicht, vor allem rechtzeitig, hat beim Depressiven noch nie geschadet.

Ausblick

Depressionen gehören zu den schwersten Leiden, die einen Menschen treffen können. Früher war man hilflos ausgeliefert – Generation um Generation von Betroffenen. Heute sind Depres-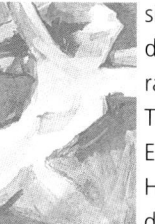sionen kein unabänderliches Schicksal mehr. Einmal darauf aufmerksam geworden, kann man sie relativ rasch erkennen. Und man kann sie mit den heutigen Therapiemethoden wirkungsvoll behandeln.
Entscheidend aber ist das rechtzeitige Daran-Denken. Hier einen kleinen Beitrag dazu geleistet zu haben, ist der Sinn dieser Broschüre.

Verfasser
Prof. Dr. med. Volker Faust
Bereich für Forschung und Lehre
PLK Weissenau
Abteilung Psychiatrie I der Universität Ulm
D-88214 Ravensburg-Weissenau

Weiterführende Literatur

Faust, V.: Depressionsfibel.
Gustav Fischer, Stuttgart – Jena – New York 1995[1]

Faust, V., M. Wolfersdorf, G. Hole: Depressionen. In: V. Faust (Hrsg.):
Psychiatrie. Ein Lehrbuch für Klinik, Praxis und Beratung.
Gustav Fischer, Stuttgart – Jena – New York 1995[2]

Wolfersdorf, M.: Depressives Kranksein – Verstehen und Behandeln.
Quintessenz-Verlag, München 1992[1]

Wolfersdorf, M.: Hilfreicher Umgang mit Depressiven
in Diagnostik und Therapie. Hogrefe, Göttingen 1991[2]

Wolfersdorf, M.: Depressionen. Verstehen und Bewältigen.
Springer, Berlin – Heidelberg – New York 1994[1]

[1] = allgemein verständliches Sachbuch
[2] = Fachbuch

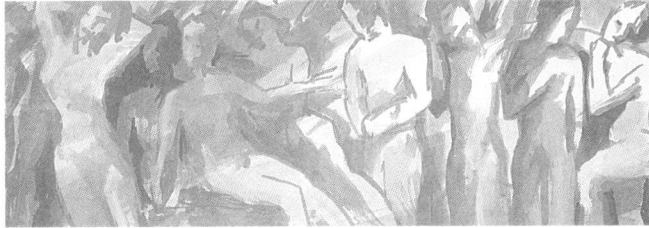